PHYSIOLOGIE PATHOLOGIQUE.

DE LA

CALORIFICATION

DANS

L'ÉTAT SAIN ET DANS L'ÉTAT MORBIDE,

PAR LE DOCTEUR

Alexis CHAVANNE,

Chef de clinique chirurgicale à l'Hôtel-Dieu de Lyon.

LYON.

IMPRIMERIE D'AIMÉ VINGTRINIER,

QUAI SAINT-ANTOINE, 36.

1855.

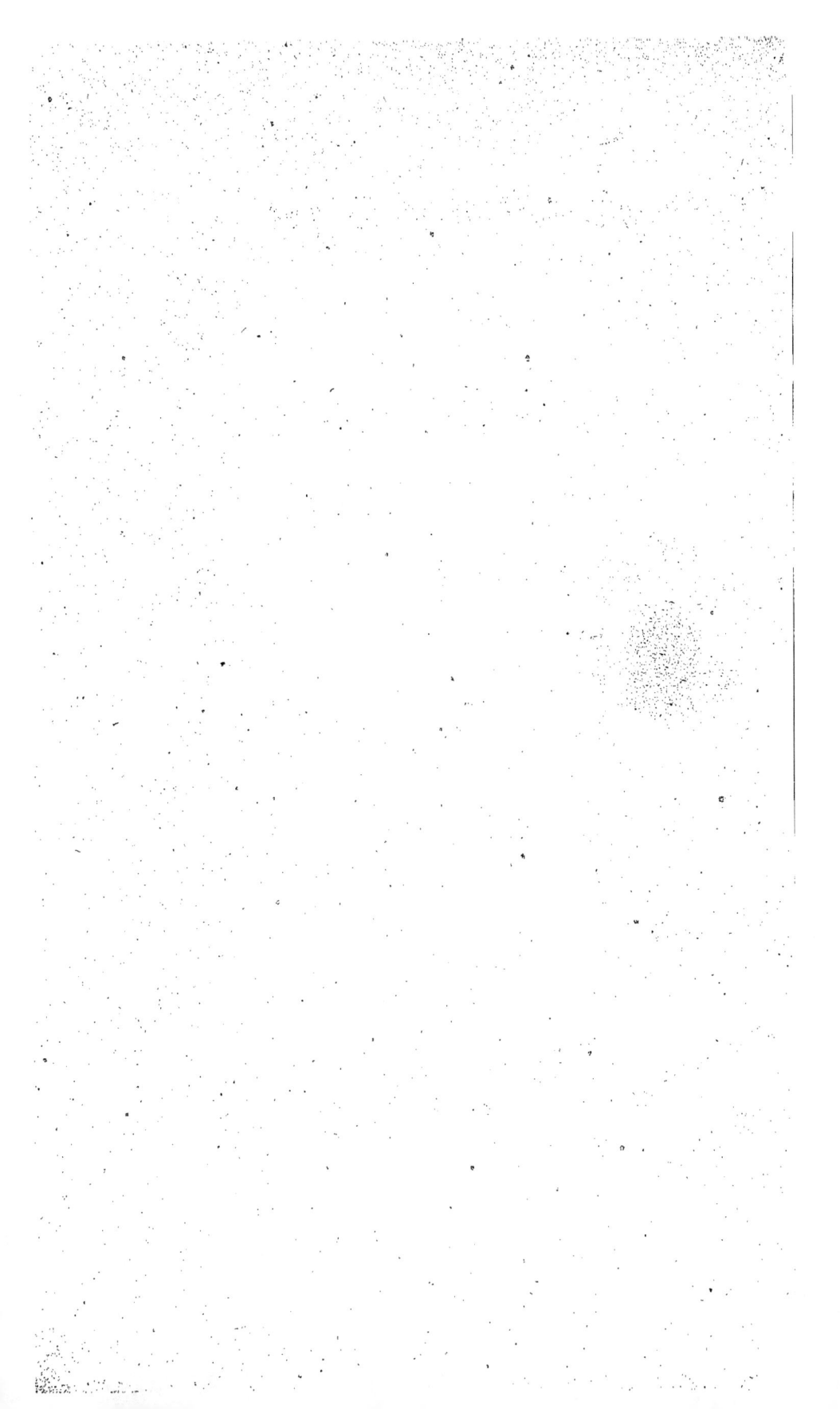

DE LA

CALORIFICATION

DANS L'ÉTAT SAIN ET DANS L'ÉTAT MORBIDE,

(D'après des notes recueillies à la clinique de M. le professeur Bonnet).

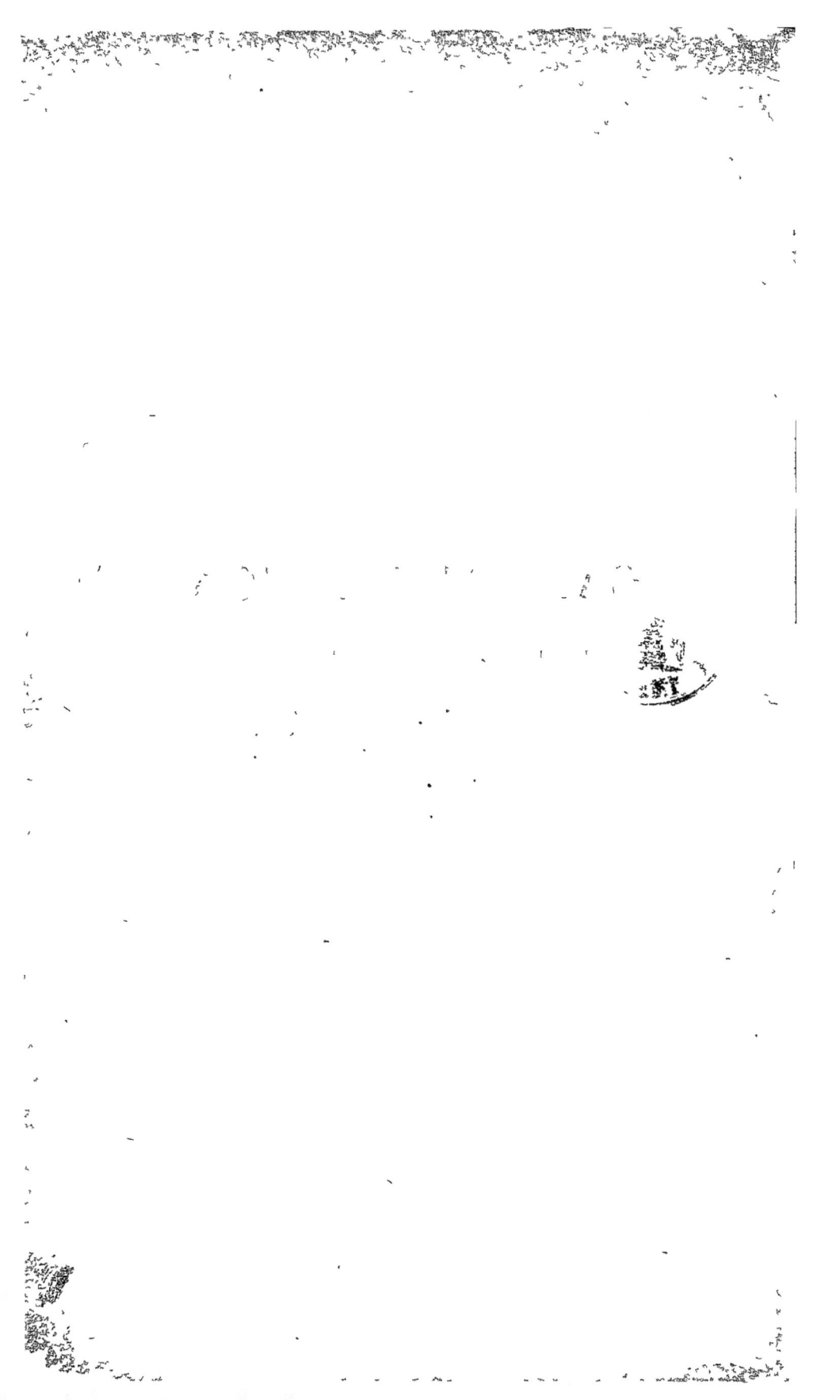

PHYSIOLOGIE PATHOLOGIQUE.

DE LA

CALORIFICATION

DANS

L'ÉTAT SAIN ET DANS L'ÉTAT MORBIDE,

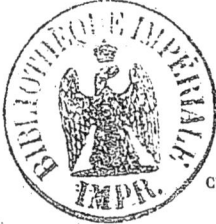

PAR LE DOCTEUR

Alexis CHAVANNE,

Chef de clinique chirurgicale à l'Hôtel-Dieu de Lyon.

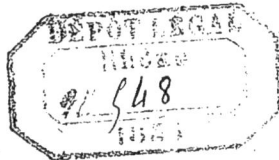

LYON.

IMPRIMERIE D'AIMÉ VINGTRINIER,
QUAI SAINT-ANTOINE, 36.

1855.

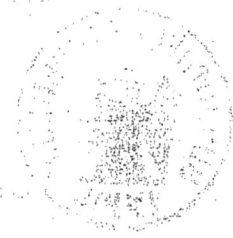

DE LA

CALORIFICATION

DANS L'ÉTAT SAIN ET DANS L'ÉTAT MORBIDE.

La calorification est un phénomène essentiellement vital. On la retrouve chez tous les êtres organisés et vivants. Si elle n'est pas la vie elle-même, elle en est le plus éminent symbole.

Dans les maladies, les autres manifestations de la vie ne sont pas constamment lésées ; la chaleur animale l'est toujours.

Où est, dans l'organisme, la source de ce calorique particulier? quel en est le mode de production? On crut que Lavoisier avait pénétré ce mystère, lorsqu'il avança que la chaleur animale résultait des combinaisons chimiques de l'oxygène, de l'hydrogène et du carbone dans les poumons pendant l'acte de la respiration, et que le sang hématosé chargé de ce calorique le transportait au loin dans tous les organes. MM Dulong et Despretz commencèrent à ébranler cette théorie pneumatique en démontrant que la combustion pulmonaire ne suffit pas à produire la totalité de la chaleur animale, qu'elle n'en produit que 7/10e chez les herbivores et 1/2 seulement chez les carnivores ; qu'enfin le sang artérialisé qui revient des poumons n'a qu'un tiers de degré R. de plus que celui qui y va. D'autres chimistes plus modernes (Magnus, Liebig, Dumas) élargissant l'idée de Lavoisier, étendent le foyer pyrétogénésique à tout le corps. S'étant assurés que les combinaisons chimiques de l'oxygène avec l'hydrogène et le carbone s'effectuent dans tous les organes, par le conflit qui a lieu incessamment entre eux et le sang artériel qui les baigne, ils en concluent qu'il y a production de chaleur sur tous les points à la fois.

Ce n'est pas tout. MM. Becquerel et Breschet introduisent des aiguilles à acupuncture dans un muscle ; ils font communiquer ces aiguilles avec leur instrument thermo-électrique ; ils reconnaissent une notable augmentation de chaleur, quand le muscle se contracte.

M. Fourcault, de son côté, suspend brusquement les fonctions perspiratoires de la peau, en recouvrant cette vaste membrane d'un enduit imperméable ; l'animal, quoique sa respiration ait été laissée libre, se refroidit bien vite et meurt en peu de temps, comme par congélation.

Voilà des faits expérimentaux qui prouvent que la source calorifique n'est point limitée à un organe, à un appareil. L'observation pure et simple de l'homme sain et de l'homme malade démontre que cette source est plus générale encore, et que le calorique vital a besoin, pour se produire dans toute son intégrité, de l'exercice régulier et énergique de toutes les fonctions.

Le thermomètre nous apprend que la température du corps humain est de 37° centigr. ; que cette température est constante malgré les lieux, les saisons, les individus ; que l'âge même n'y apporte pas de différence. M. Roger s'est assuré qu'elle est de 37° chez l'enfant nouveau-né et chez le vieillard ; qu'un homme qui vient de courir ou de se livrer à des efforts musculaires, n'a toujours que 37° au thermomètre.

Si nous nous en tenions aveuglément à cette notion pourtant si exacte fournie par l'instrument de physique, nous n'aurions de la calorification qu'une idée insuffisante. Nous appuyant tour à tour sur des expériences également rigoureuses en apparence, nous pourrions arffimer que, pendant la période de froid de la fièvre intermittente, il y a augmentation de la chaleur normale (Gavarret et Turrel); nous ne verrions dans les corps vivants que des variétés d'intensité calorique comme dans les corps bruts, et nous ne tiendrions aucun compte de la nature de ce calorique.

Que signifierait pour nous une chaleur sèche, acre, mordicante, ou une chaleur douce, moite, halitueuse? Comprendrions-nous que de deux hommes, chez qui le thermomètre révèle le même degré de chaleur normale (37°), l'un craint vivement le froid, se *refroidit* au moindre abaissement de la température, l'autre au contraire supporte un froid intense sans en recevoir d'atteinte, et s'en trouve même plus fort, plus vigoureux?

Il faut avoir égard moins au calorique *actuel* qu'au calorique *en puissance*, au produit qu'à la force de production. L'homme robuste, dont la santé est irréprochable, et l'homme faible, sujet au catarrhe, au rhumatisme, par exemple, n'atteignent pas avec une égale aisance au taux normal de 37°; le premier y arrive et s'y maintient sans peine, le second n'y parvient et n'y reste pas sans un effort pénible. Aussi à la moindre cause réfrigérante, l'un est en mesure de lui opposer immédiatement une réaction pyrétogénésique proportionnelle; l'autre faiblit, et sa défaite est marquée bientôt par une déviation de l'état normal. par le développement d'une chaleur morbide qui a des caractères particuliers (fièvre, inflammation). Cette chaleur nouvelle, M. Bonnet l'appelle *supplémentaire*, et il la regarde comme un moyen extraordinaire de défense de la part de l'organisme.

Ce calorique en puissance chez l'homme sain, cette force calorifique toujours prête à entrer en jeu, ou, si l'on aime mieux, cette faculté d'improviser au besoin, spontanément, une somme de chaleur suffisante pour neutraliser les causes réfrigérantes dépressives, c'est ce que nous appelons la *force de résistance au froid*.

L'étude des circonstances qui favorisent ou raniment cette force de résistance au froid constitue une partie importante de l'hygiène et de la thérapeutique.

Nous avons dit que l'énergie, l'intégrité de la calorification dépendent du jeu intégral, énergique de toutes les fonctions. Alimentation substantielle et bien digérée, exercices musculaires, activité des sens, contentement moral, voilà les stimulants naturels de la calorification. On se fera une idée du degré d'abaissement dans lequel peut tomber la puissance pyrétogénétique soumise à des conditions contraires, par le fait suivant que nous avons pu observer à la clinique au mois de novembre dernier. On amena des environs de Lyon (Givors (Rhône)), dans notre salle, un homme de quarante-un ans, dont les deux pieds étaient congelés. Vaincu par la misère, en proie à l'abattement du désespoir, ce malheureux avait résolu de se laisser mourir de faim. Il alla se réfugier au fond d'un hangard écarté, et resta là pendant six jours et sept nuits, étendu immobile sur de la paille humide, sans boire, sans manger, plongé dans un sommeil presque continuel, n'ayant plus en quelque sorte conscience de lui-même. Quand au bout de ce temps on découvrit par hazard ce demi-cadavre, il avait les deux pieds gelés. Et cependant à cette époque le thermomètre n'était pas encore descendu à 0°; mais l'abstinence, l'inaction, le silence, le sommeil, l'état moral triste, le contact permanent de corps humides, de l'atmosphère humide aussi, toutes ces causes puissantes d'abaissement de la chaleur animale avaient suffi pour produire ce résultat.

La production de la chaleur vitale n'est pas seulement sous la dépendance des fonctions végétatives et animales, elle est encore influencée par le milieu ambiant. Les corps qui nous environnent sont ou mauvais conducteurs ou bons conducteurs du calorique.

Les premiers contribuent surtout à conserver la chaleur produite, ce sont les vêtements, par exemple; ils tempèrent la déperdition de calorique qui a lieu sur la vaste surface cutanée par l'évaporation continue de la transpiration insensible. D'autrefois, ils nous protègent contre la chaleur ambiante.

Des corps bons conducteurs, les uns tendent à nous soustraire du calorique ; ce sont les corps froids ; les autres à nous en imposer, tels sont les corps chauds.

Les corps froids, à la condition que leur action ne sera

pas trop prolongée, en nous enlevant de la chaleur, nous mettent dans le cas d'en produire davantage ; ils stimulent la calorification, et cet exercice actif d'une fonction si importante est utile. On sait que la santé se trouve mieux d'une température plus basse que trop haute. L'organisme y gagne en vigueur.

- Si l'homme était un corps inerte, il augmenterait de chaleur, à mesure qu'il en recevrait. Il n'en est rien. De même que nous pouvons résister au froid, de même nous possédons une *force de résistance au chaud*. Nous produisons d'autant moins de calorique, que nous sommes forcés d'en recevoir davantage. Cette communication grossière de la chaleur a donc pour effet d'affaiblir la puissance pyrétogénésique ; les autres fonctions s'en ressentent, elles languissent. N'est-ce pas ce que nous éprouvons dans les fortes chaleurs de la canicule ? La *résistance au chaud* a des limites plus restreintes que la *résistance au froid*. Nous ne vivrions pas longtemps dans une température à + 50°, tandis que à — 10°, nous résistons très-bien.

- Il est pour le corps vivant une autre source de calorique plus appropriée à ses instincts vitaux, ce sont certains aliments, ceux qui contiennent des principes hydro-carbonés. En lui fournissant des matériaux respiratoires, ils augmentent la combustion pulmonaire, partant la chaleur qui en résulte. Mais cette chaleur est toute vitale ; l'organisme a travaillé à l'extraire, pour ainsi dire, de ces substances qu'elle a faites siennes, en les décomposant et en se les assimilant.

Quelques médicaments ont aussi la propriété d'abaisser ou d'élever notre température normale. Nous en parlerons plus tard.

Dans l'état morbide, à ces influences extérieures viennent se joindre les influences variables de la maladie. Alors la *chaleur actuelle*, on sait que nous appelons ainsi celle que mesure le thermomètre, éprouve fréquemment elle-même des changements appréciables. D'après les observations faites par MM. Andral, Roger, Gavarret, etc., la température fixe de l'état normal peut, suivant l'état pathologique, s'élever jusqu'à 42° ou s'abaisser jusqu'à 26°.

Augmentation de la chaleur normale. — L'augmentation de la chaleur est très-réelle dans les fièvres. C'est chez les individus affectés de fièvre typhoïde, de pneumonie, etc., qu'on la voit atteindre le taux le plus élevé. Mais elle ne produit pas sur l'observateur la même sensation. Dans le premier cas, elle est sèche et âcre ; dans le second, elle est douce et humide. Cela tient sans doute aux modifications vitales différentes éprouvées par les tissus accessibles au toucher, peau, membranes muqueuses. On sait quelles conséquences en tire le praticien pour le pronostic.

Cet accroissement de calorique, ce calorique supplémentaire peut-il se limiter à un point plus ou moins circonscrit ? L'inflammation, dont un organe ou une partie d'organe est le siége, y accumule-t-elle plus de calorique ? la simple observation, on pourrait presque dire le sens commun, répondent par l'affirmative. Mais le thermomètre entre les mains de Hunter semble le nier. Les expériences de ce grand physiologiste étaient-elles faites dans des conditions convenables ? Il expérimentait sur des tissus atteints d'inflammations provoquées, d'inflammations traumatiques. En serait-il de même pour des phlegmasies spontanées ? M. Bonnet en doute. Ce point de la science a besoin de nouvelles recherches.

Quoi qu'il en soit, l'augmentation de la chaleur est un fait avéré, même par le thermomètre, dans beaucoup de maladies. Ce calorique en plus n'est-il qu'une exagération de l'état naturel ? Doit-on y voir une *exaltation des propriétés vitales ?* Non. C'est une chaleur nouvelle, une chaleur morbide, une chaleur supplémentaire, un effort, un moyen de défense. Le fébricitant, c'est un lutteur renversé qui combat pour se relever. La chaleur normale, nous l'avons dit, naît de l'exercice régulier de toutes les fonctions naturelles. Or, dans les maladies, surtout dans celles qu'on appelle aiguës, la plupart de ces fonctions sont à des degrés différents plus ou moins perverties ; il s'établit de plus des fonctions non naturelles, morbides, momentanées (sécrétions de pus, de lymphe plastique, productions nouvelles, résorptions de matériaux peu ou mal organisés, de liquides épanchés, etc.). Voilà des conditions nouvelles qui, bien étudiées, expliquent en grande partie les modifications variées que subit la température vitale.

Diminution de la chaleur normale. — C'est dans le choléra, le sclérème des nouveau-nés qu'on en voit les degrés extrêmes. Elle descend alors jusqu'à 26°. Il y a abaissement considérable aussi dans les grandes violences que l'homme vient d'éprouver (chûte d'un lieu élevé, plaies par armes à feu, etc.). Il est probable qu'il en est de même durant la période de frisson de la fièvre. Si le thermomètre a dit quelquefois le contraire, c'est qu'on s'en est mal servi. Pour ces explorations, on a placé l'instrument dans l'anus, dans la bouche, dans le creux de l'aisselle où l'on conçoit que la chaleur ait bien pu se conserver.

M. Bonnet croit que, de même qu'elle est capable de s'y accumuler dans d'autres circonstances, la chaleur normale peut s'abaisser momentanément, sur un point limité, dans une partie qui vient de supporter une violence extérieure, une contusion, une distension, une fracture, une plaie. Interrogez les blessés, ils vous diront qu'au moment de l'accident, et jusqu'à ce que la réaction inflammatoire se fût établie, ils ont éprouvé dans la partie lésée une sensation de froid qu'une douce chaleur communiquée calmait manifestement.

État stationnaire. — Dans les maladies chroniques on ne remarque plus de variations aussi appréciables. Est-ce à dire que la calorification reste intacte ? Non. Elle s'exerce juste assez pour que le corps vivant ne soit pas réduit à tomber en équilibre de température avec les corps inertes qui l'entourent. Mais à tout moment, à la moindre cause réfrigérante, elle se trouble et appelle à son secours la cha-

leur morbide supplémentaire de la fièvre. L'homme at-
teint de maladie chronique n'a pas où n'a que très-peu de
calorique en puissance. Aussi recherche-t-il instinctivement une chaleur douce qui ne lui enlève pas de son calorique actuel. En un mot, il a perdu en grande partie sa
force de résistance au froid.

Cette faiblesse de *résistance au froid* ne se rencontre
pas seulement chez les individus physiologiquement dé-
biles, chez ceux en proie à une affection chronique; elle
est évidente aussi dans le cas où la chaleur actuelle est
considérablement diminuée (choléra, sclérème, etc.); on
peut la reconnaître encore dans les maladies aiguës, alors
que la température du corps monte à son plus haut degré
thermométrique. L'expérience la plus vulgaire nous enseigne tous les jours l'imminence du *refroidissement* avec
ses dangers dans les maladies fébriles, et justifie les soins
que nous prenons de mettre les malades brûlants de fièvre
à l'abri de cette périlleuse atteinte.

En résumé, on peut donc dire avec M. le professeur
Bonnet, que dans toutes les maladies il y a affaiblissement
de la calorification; que 1° chez les unes la température
actuelle est élevée au-dessus de son niveau normal;
2° chez les autres elle est abaissée au-dessous de ce niveau; 3° chez d'autres enfin, cette température demeurant
stationnaire, il y a seulement tendance manifeste au *refroidissement,* diminution *de la force de résistance au
froid.*

THÉRAPEUTIQUE DES LÉSIONS DE LA CALORIFICATION. —
Bien que ces lésions ne soient presque toujours que symp-
tomatiques, elles constituent néanmoins dans toute maladie un élément majeur qu'il serait dangereux de négliger.
Ce que nous allons dire des moyens de ramener à son type
naturel la température vitale pervertie, de rétablir l'équilibre rompu ne sera que la déduction pratique des détails
qui précèdent.

Modifications de la chaleur élevée au-dessus du degré normal. — Ce sont les maladies inflammatoires qui offrent l'indication de tempérer la chaleur accrue. Si on avait affaire à une substance inerte, cette indication serait aisée à remplir. On dirait que certains théoriciens n'y ont pas vu plus de difficultés. Mais l'isolement s'est toujours fait autour de leur pratique anti-physiologique : l'expérience générale, le sens commun n'ont pas eu besoin de composer avec elle.

Connaissant la source des phénomènes calorifiques et les circonstances qui influent sur leur production, nous sommes conduits naturellement à diriger de ces côtés nos moyens d'action. Nous essayerons donc d'agir : 1° sur les fonctions ; 2° sur les milieux ; 3° sur l'organisme par des médicaments.

1° *Agir sur les fonctions.* — La température générale du corps vivant se compose du contingent de chaleur fourni par chacune des fonctions végétatives et animales. Il est clair qu'on en diminuera la somme, en limitant l'exercice de ces fonctions. On aura mis des bornes au nombre et à l'intensité des sources calorifiques. Nous atteindrons ce but en imposant à ces fonctions tout le repos dont elles sont susceptibles ; nous les réduirons à leur fonctionnement minimum ; nous ne conserverons à chacune d'elles que ses éléments essentiels et indispensables. Le malade sera mis à la diète d'aliments ; on ne lui accordera que des boissons tièdes dites émollientes ; il devra s'abstenir du chant, de la parole ; il évitera les efforts, les mouvements brusques ou étendus ; on éloignera de lui le bruit et la lumière ; tout travail intellectuel lui sera interdit ; on ménagera sa sensibilité morale en dissipant ses craintes, en lui épargnant toute émotion bonne ou mauvaise ; il gardera le repos au lit, et on entretiendra autour de lui une température douce et uniforme. Nous aurons ainsi réalisé le repos des fonctions digestives, respiratoires, sensorielles, intellectuelles, locomotives et de toutes celles enfin qui sont sous leur dépendance. N'est-ce pas la conduite instinctivement suivie par tout le monde à l'égard des malades atteints d'affections inflammatoires fébriles ? Sur tous ces points de pratique, l'expérience populaire et l'expérience scientifique, l'instinct et la raison sont restés d'accord, grave présomption en faveur de la vérité de ces principes.

2° *Agir sur les milieux.* — Utilisés par l'art, les milieux peuvent sur l'homme malade se comporter de trois manières différentes : A. Lui soustraire du calorique ; B. lui en donner ; C. conserver celui qu'il produit.

A. *Soustraction du calorique.* — Ce n'est qu'à l'esprit de quelques théoriciens systématiques qu'a pu venir l'idée de refroidir un individu en proie à une fièvre ardente. Jamais le bon sens général, guidé par l'expérience journalière, n'a donné dans cette erreur.

Nous savons qu'une basse température momentanément appliquée à l'organisme, stimule sa puissance calorifique. Dans ces conditions le froid ne refroidit pas, il réchauffe ; résultat opposé à celui qu'on veut obtenir. Son application trop longtemps continue deviendrait bien plus funeste ; elle serait capable d'éteindre le foyer pyrétogénésique, c'est-à-dire la vie. Nous savons de plus que la chaleur qu'on se propose de diminuer est le produit d'une fonction supplémentaire, développée fortuitement en vue d'un besoin de conservation et de défense ; en suspendre brusquement l'évolution, c'est introduire un désordre complet dans un demi désordre, c'est abuser de la force contre la faiblesse, dans la bonne intention de lui venir en aide.

Si une telle pratique est rare, inusitée dans les cas de maladies inflammatoires ayant pour siége des viscères importants (pneumonie, pleurésie, péricardite, péritonite, etc.), il n'en est pas de même quand il s'agit de lésions récentes d'un point de la circonférence (entorse, écrasement, fracture comminutive) ; l'application de l'eau froide, de la glace, des mélanges réfrigérants est alors employée plutôt pour prévenir le développement de la chaleur inflammatoire, que pour la combattre. On est généralement d'accord de réserver ces moyens pour les inflammations imminentes ou récentes et surtout d'origine traumatique. Il est rare qu'on y ait recours pour des phlegmasies dites de cause interne ou spontanées.

A différentes époques ce mode de traitement des lésions traumatiques a été remis en honneur avec grand retentissement. M. Bonnet lui-même a sacrifié à ce demi-dieu. La statistique est toute prête, dit-il, à fournir un grand nombre de succès qu'elle attribue à ce genre de thérapeutique. Mais dans ces circonstances comme dans beaucoup d'autres, la statistique est mauvaise conseillère ; trop souvent elle se montre peu soucieuse de démêler, dans les résultats obtenus, ce qui revient à l'action de la nature elle-même et à celle des moyens employés. L'étude mieux raisonnée de la physiologie pathologique, et avant tout l'expérience clinique lui ont démontré qu'on pouvait mieux faire.

B. *Addition de calorique.* — Il est peu, il n'est peut-être pas de théorie qui enseigne de *chauffer* un malade qui *brûle.* Mais il est une pratique étendue qui consiste dans des applications chaudes et humides sur des parties enflammées (cataplasmes émollients, fomentations de même nature, etc.). Remarquons que ce n'est pas seulement les propriétés humides et relâchantes de ces applications, mais encore leur température qu'on a en vue d'utiliser. aussi conseille-t-on toujours de veiller à ce qu'elles ne se refroidissent point. On n'obtient que très-irrégulièrement ce résultat. C'est un grave inconvénient. Néanmoins, cette pratique vaut déjà mieux que la pratique opposée ; elle est bien plus répandue, elle est populaire, et le sera longtemps encore.

C. *Conservation du calorique.* — Mais entre ces deux

modes extrêmes d'agir, il en est un intermédiaire qui, plus conforme aux instincts conservateurs de l'organisme, ne perturbe rien. Nous voulons parler des moyens conservateurs de la chaleur. Ils contiennent en eux le principe d'uniformité d'action qui s'allie très-bien avec le calme fonctionnel dont nous avons déjà fait ressortir l'importance. Ainsi le malade est tenu au lit entouré de corps mauvais conducteurs, draps, couvertures de coton ou de laine ; la température de l'appartement sera modérée, et les boissons ingestées tièdes.

Quand il s'agit d'une lésion locale, l'observation de ce précepte n'est pas moins facile. Le coton, les étoffes de flanelle, les peaux de certains animaux, des onctions de corps gras, des enveloppes imperméables telles que le taffetas ciré ou gommé, etc., peuvent s'appliquer partout, rester longtemps en place, par conséquent se concilier à merveille avec le calme des fonctions. En est-il de même des compresses froides ou des cataplasmes chauds qui, passant continuellement d'une température à l'autre, ont besoin d'être changés à tout moment ?

Il ne s'agit point ici, on le voit suffisamment, d'une innovation systématique ; nous ne faisons, comme dit M. Bonnet, que constater les avantages de la pratique de tous les siècles.

3º *Agir sur l'organisme par des médicaments.* — Certains médicaments peuvent aussi venir en aide aux moyens précédents pour calmer la température augmentée par l'inflammation. MM. Duméril, Demarquay et Lecointre (*Gaz. méd.* 1854) recherchant expérimentalement quels remèdes jouissent de la propriété d'élever ou d'abaisser la température normale du corps humain, ont reconnu que les opiacés, l'opium surtout, puis la belladone, la diminuent notablement. On pouvait le supposer *à priori* ; les opiacés ralentissant le jeu des fonctions, restreignent, par la même raison, les sources de la chaleur animale, d'où production moindre de calorique.

Depuis longtemps la pratique banale met à profit cet avantage. La *potion calmante* est un complément ordinaire dans le traitement des maladies inflammatoires.

Les médicaments contro-stimulants, hyposthénisants diminuent l'action du cœur, ralentissent la circulation, par conséquent abaissent la chaleur. Les diurétiques, qui agissent dans le même sens, sur la circulation, quoiqu'à un degré moindre, amènent le même résultat. On sait qu'administrés à haute dose, ils deviennent hyposthénisants.

Nous avons encore sous la main des médicaments d'un autre ordre, d'un ordre tout à fait opposé, qui, dans certains cas donnés, ont pour action finale d'abaisser la température morbide, ou d'en empêcher la production. C'est qu'alors ils s'attaquent à la cause, ils éteignent de bonne heure le foyer où commence à se développer la chaleur pathologique. Dans les fièvres à type périodique ou intermittent, plus est fort le frisson, plus la période de chaleur qui lui succède sera intense. Prévenons le frisson ; la chaleur morbide, supplémentaire, sera prévenue aussi. C'est de la sorte qu'agissent le quina et ses préparations, les amers, etc.

Voyez ce blessé en proie à une fièvre brûlante et sèche, interrompue de temps en temps par un violent frisson. Sa plaie large ou profonde, qui exhale une odeur cadavérique, est baignée de pus, de sang, de sérosité en voie de putréfaction. Ces produits putrides, dont l'absorption est déjà commencée, vont infecter bientôt son économie tout entière. Hâtez-vous de les détruire sur place et d'en tarir la source en modifiant cette plaie mauvaise par un caustique énergique et désinfectant. Demain la surface suppurante sera desséchée, n'aura plus d'odeur ; la fièvre avec sa chaleur supplémentaire aura cessé ; sa cause a été détruite par le caustique. Vous aurez guéri à son début une résorption purulente, une résorption putride.

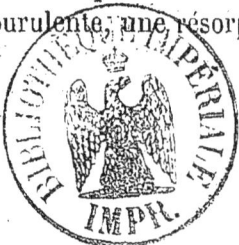

MODIFICATIONS DE LA CHALEUR ABAISSÉE AU-DESSOUS DU NIVEAU NORMAL. — L'indication de ranimer la chaleur affaiblie est en quelque sorte permanente dans les maladies chroniques ; aussi s'offre-t-elle souvent au praticien. Elle surgit encore dans les grands accidents, dans les commotions générales; elle est alors momentanée mais pressante.

Examinons successivement les divers moyens qui nous permettent d'atteindre ce but. Ce sera la contre-partie du chapitre qui précède.

Ces moyens sont de trois ordres : 1º le fonctionnement physiologique naturel et artificiel ; 2º les influences extérieures ; 3º les substances médicamenteuses.

1º *Fonctionnement physiologique*. — Nous savons que l'exercice actif de toutes les fonctions contribue puissamment à la production de la chaleur vitale. Nous y soumettrons donc chacune d'elles, non seulement dans ses éléments essentiels, mais encore dans tous ses éléments accessoires, ainsi, alimentation substantielle et variée ; activité de la respiration par la marche, la parole, le chant ; exercices musculaires, gymnastique; activité de l'esprit, des sens, etc. Est-il besoin d'exprimer ici le regret que la plupart de ces moyens ne soient point praticables dans les hôpitaux?

N'oublions pas que cet *exercice naturel*, pour être avantageux ou ne pas nuire, doit être dans tous les cas proportionné aux forces de l'individu, adapté à la nature, à la forme, au siége de la maladie. Quand une fonction est impuissante à se mettre en jeu activement, nous pouvons lui venir en aide. Nous avons recours au *fonctionnement artificiel*. L'hématose sera rendue plus complète par l'inspiration d'un air plus chargé d'éléments respiratoires (air comprimé); les fonctions de la peau seront activées par des frictions plus ou moins énergiques, par le massage superficiel qui fait jouer cette membrane sur les parties sous-jacentes et lui rend sa mobilité naturelle, comme autour d'un ulcère calleux, par exemple ; par le massage profond, la percussion, les douches qui agissent de plus sur les muscles. Une articulation malade sera soumise à des mouvements communiqués méthodiques, à l'aide d'appareils appropriés, mouvements qui, bien exécutés, auront l'avantage de polir les surfaces articulaires devenues rugneuses, de favoriser la résorption des produits épanchés, des fongosités mal organisées et de produire une chaleur salutaire !

2° *Influence des milieux.* — Ces milieux comprennent, comme nous l'avons déjà vu, A. les corps mauvais conducteurs du calorique ; B. les corps chauds ; C. les corps froids.

A. *Corps mauvais conducteurs du calorique.* — Ils ne sont que conservateurs de la chaleur. Cet avantage, bien qu'insuffisant, n'en est pas moins réel. Un corps malade qui ne peut plus produire qu'une petite quantité de calorique, a d'abord grand besoin de n'en pas perdre. Il la conservera au moyen de vêtements convenables, flanelle, coton ; en habitant un climat chaud, d'une température uniforme. Il commencera, en un mot, à éviter toute déperdition de chaleur. A ce propos, M. Bonnet trouve mal que, dans certains établissements hydrothérapiques, on s'empresse de quitter, au début du traitement, sa flanelle, ses vêtements chauds, par cette raison que l'emploi du froid va développer de la chaleur. Il vaut mieux, dit-il, ne s'en débarrasser que peu à peu, à mesure que la puissance calorifique est mieux établie, et que la résistance au froid est devenue plus solide.

B. *Corps chauds.* — Ce sont surtout des liquides ou des vapeurs, simples ou chargés de principes minéralisateurs, naturels ou artificiels (bains simples, bains minéraux, bains de vapeur, etc.). C'est moins en communiquant de la chaleur qu'ils sont utiles qu'en excitant l'absorption, les sécrétions, les fonctions de la peau. Quelques-uns, tels que les eaux thermales sulfureuses, salines, ont peut-être une action spéciale dué aux substances chimiques qui entrent dans leur composition. Quoi qu'il en soit, en dehors de cet effet médicamenteux, les corps chauds n'ont que des avantages restreints. La chaleur communiquée, loin de stimuler la puissance calorifique, la rend au contraire paresseuse ; la résistance au froid devient moindre ; on devient, comme on dit, plus sujet aux refroidissements. Cette paresse, il est vrai, est momentanée ; la calorification se réveille plus tard, mais toujours à un faible degré. Ainsi s'expliquent ces améliorations tardives qui suivent l'usage des eaux thermales. Cette réaction favorable est plus énergique, plus prompte, plus durable par l'emploi des moyen suivants.

C. *Corps froids.* — Ceux-là ne fournissent pas directement de la chaleur ; ils en font produire. Voilà les vrais stimulants de la calorification. Telle est la base de la médication hydrothérapique. Pour répondre à ce stimulus puissant, pour suffire à cette production réactionnelle de chaleur vitale, il faut que toutes les fonctions soient capables d'entrer largement en jeu. De là, la nécessité d'un régime substantiel, d'exercices actifs ; de là aussi des contre-indications. Une femme débile qui ne digère rien, ne devra pas s'y soumettre.

L'association de ces moyens, c'est-à-dire l'emploi alternatif du chaud et du froid, est souvent mise en pratique avec avantage. On connaît les douches écossaises ; elles sont fondées sur le même principe.

3° *Moyens médicamenteux.* — Y a-t-il des substances calorificatrices ? Oui. Les expérimentateurs (MM. Duméril, Demarquay et Lecointre) l'ont démontré. L'expérience des siècles nous l'avait déjà appris. Le bon sens populaire a toujours désigné ces remèdes sous le nom de *réchauffants* et la science les a appelés *pyrétogénétiques.*

S'ils tendent tous vers un but commun qu'ils atteignent bien souvent, ils ne suivent pas la même route pour y arriver. Les uns, comme les alcooliques, les vins, les boissons fermentées, stimulent la circulation, augmentent l'énergie des phénomènes chimiques de la respiration, en fournissant à l'hématose un sang chargé de plus de principes hydrocarbonés. De là une source double de calorique. Est-il besoin de faire remarquer que, pour se comporter ainsi, ces substances ne doivent être prises qu'en proportions modérées ; qu'à hautes doses elles agissent comme toxiques, et produisent alors des effets opposés ?

Les autres aiguillonnent plus spécialement les centres nerveux qui transmettent bientôt cette excitation à la plupart des appareils. Il en résulte une production plus grande de chaleur. Ce sont les substances dites aromatiques, surtout celles qui contiennent une huile essentielle. Les expériences déjà citées de MM. Duméril, Demarquay et Lecointre l'ont démontré ; ils ont reconnu, par exemple, que la cannelle est capable d'augmenter d'un degré la température normale.

Bien avant eux, comme avant les prescriptions raisonnées de la science, régnait dans la pratique l'usage habituel contre les *refroidissements* de boissons chaudes aromatiques, de *vin chaud*, du punch, etc.

D'autres substances enfin ont une action calorificatrice moins apparente, moins subite, mais plus prolongée. Ce sont celles qu'en matière médicale on désigne sous le nom d'*altérants*, ainsi le soufre, l'iode, certains sels. Un caractère commun qui les distingue, c'est d'être antipathiques à la matière vivante, d'être inassimilables. Introduits dans l'économie, ils ont besoin d'être éliminés. Ces efforts d'élimination de la part des organes sécréteurs n'ont pas lieu sans une certaine excitation générale, sans une espèce de fièvre *angéioténique*, avec accroissement de la chaleur normale. On sait que les eaux minérales sulfureuses, et même les eaux salines, produisent bientôt dans tout l'organisme une stimulation évidente qui se traduit par des mouvements fébriles, des éruptions aiguës et passagères à la peau. C'est ce qu'on appelle *la poussée*.

Voilà des principes généraux esquissés à grands traits. L'application particulière en est souvent difficile. Les états morbides qui en réclament la mise en œuvre sont complexes ; il faut les décomposer en leurs éléments simples. On arrive ainsi, par l'analyse, à des indications exactes. Or, les lésions de la calorification qui sont si nombreuses, si variées, qui jouent un rôle si manifeste dans la plupart des maladies, constituent pour le problème thérapeutique un élément à prendre en sérieuse considération.

Ce que nous venons de dire sommairement de ces lésions et des moyens qui agissent sur elles n'a rien de systématique. Ce n'est autre chose, comme l'a dit M. Bonnet, que l'examen raisonné, scientifique de vérités pratiques qu'une observation primitive et naturelle a transmises d'un siècle à l'autre, et qui, réfugiées dans le bons sens général, ont toujours survécu à la chute des théories.

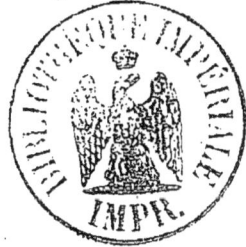

FIN.

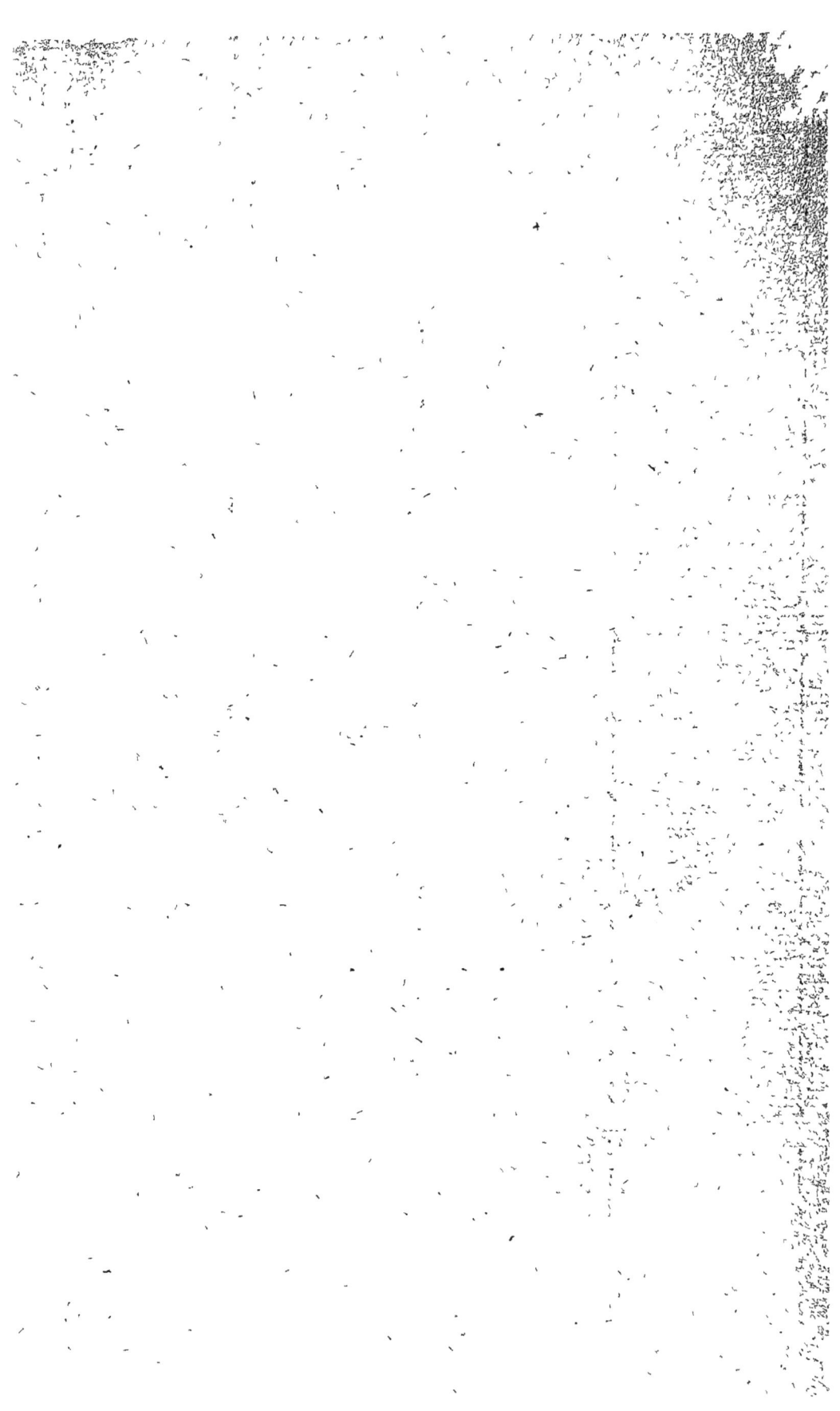

www.ingramcontent.com/pod-product-compliance
Lightning Source LLC
Chambersburg PA
CBHW060505200326
41520CB00017B/4905